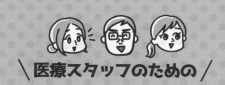

医療スタッフのための

マナー
なるほどブック

著
富野康日己
医療法人社団松和会常務理事
順天堂大学名誉教授

中外医学社

はじめに

　私は，大学病院をはじめ公立・私立病（医）院，透析クリニック等で医師として勤務してきました．現在は，医療法人に勤務していますが，医療スタッフにはいつも"3つの心"をもって，自らの仕事を大切にして欲しいと言っています．つまり，第1に「今勤務している施設を愛せよ！」．どのような施設であっても完璧に満足できる施設はありません．必ず何らかの不平や不満はあるものです．まず，今の勤務先に愛情をもって勤務することが第1だと思います．第2に「いつも科学（サイエンス）のセンスをもち，臨床診療に生かせ！」．特に，臨床医はどのような状況であろうと，この姿勢を保ってほしいと思っています．第3に「経営感覚をもて！」．財の確立（独立）がないと給与はもちろん診療に必要な最新医療機器の整備や職員の増員はできません．無駄を省きながら経営にも関心をもつことが大切です．もちろん，病院（クリニック）の経営スタッフは，厳しい経営状況のなか働きやすい職場をめざして環境整備にあたることは言うまでもありません．

　医師・看護師・医療スタッフによるチーム医療の充実には，自分自身の健康と他を思いやり慈しむ心（優しさ・微笑み）をもったお互いの協調性が不可欠です．私が考える医療スタッフには，医師，看護師，看護師以外の医療専門職・補助職と事務職など病（医）院の運営に関与するすべてのヒトが入ります．チーム医療の充実のために，スタッフに一番実践して欲しいことは，守秘義務を守りつつ「ホウレンソウ（報告・連絡・相談）」と確認（下から・上から・横から・斜めからの反復確認），記録（報告は，口答ではなく時系列で記録に残す．指示出し・指示受けを明らかにするなど）に務めることです．

本書では，『Chapter 1　チーム医療とは？』，『Chapter 2　診療現場での接遇マナー・コミュニケーションスキルと会話実例』，『Chapter 3　医療安全に必要なものは？』，『Chapter 4　患者さんに上手な医療機関へのかかり方を伝えるには？』，『Chapter 5　English Conversation』，の 5 項に分け，まとめました．Chapter 5 は，今後海外からの訪問者も増え，英語圏の患者さんの増加が考えられますので，英会話コーナーとしました．接遇マナーの向上と医療安全の一助になれば幸いです．私たち医療スタッフは，患者さんの治癒・社会復帰を目指し日々努力していますが，患者さん・家族の皆さんにもこうした取り組みをご理解いただきたいと思います．しかし，物足りない解説もあろうかと思いますので，読者の皆様からの忌憚のないご意見をお待ちしています．病院（クリニック）には，いろいろなキャリアをもったヒトが，いろいろなところから縁あって集まってきています．若干のバラバラ感はありますが，それまでの個々のいろいろな経験を出し合うことができるというメリットがあります．医療スタッフは心を一つにし，「優しいいい病院だ，何かあったら，またお世話になろう，と言われる病院！」，「自分の愛する母や子を任せられる病院！」を目指して努力してほしいと願っています．

　最後に，本書の刊行にご協力いただきました小川孝志部長をはじめ，中外医学社の皆さまにお礼申し上げます．

2017 年初冬　都庁舎を眺めつつ

富野康日己

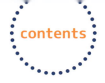

Chapter 1
チーム医療とは？ …… 2 page

- ❶ 各職種の果たす役割とは？ …… 4 page
- ❷ 病院の顔とは？ …… 6 page
  - ▶ 医療・事務スタッフ …… 6 page
  - ▶ 受付・事務スタッフが常に気を付けたいこと …… 7 page
  - ▶ 看護師（Nurse） …… 9 page
  - ▶ その他の医療スタッフ …… 9 page
- ❸ ヒューマン・ケア（ヒューマン・ケアリング）とは？ …… 10 page

Chapter 2
診療現場での接遇マナー・コミュニケーションスキルと会話実例 …… 12 page

- ❶ 接遇とは？ …… 14 page
- ❷ コミュニケーションスキルとは？ …… 14 page
  - ▶ コミュニケーションスキルのポイント …… 15 page
  - ▶ 患者さん・家族からのクレームへの対応 …… 15 page
- ❸ 実例集 …… 18 page
  - ▶ 主に受付・事務職が気を付けたいフレーズ …… 18 page
    - 事務室：窓口・受付にて …… 18 page
    - 売店・会計受付にて …… 23 page
  - ▶ 電話での応対 …… 26 page

電話を受ける場合 ……………………………………… **26** *page*

電話をこちらからかける場合 ………………………… **27** *page*

来院前の電話応対 ………………………………………… **28** *page*

▶ 手紙の注意点 ……………………………………………… **28** *page*

▶ 主に医師が気を付けたいフレーズ ………………………… **29** *page*

外来診察室にて ………………………………………… **29** *page*

▶ 主に看護師が気を付けたいフレーズ …………………… **32** *page*

臨床検査室・入院病棟・薬局・
リハビリテーション・血液透析室などにて ………… **32** *page*

▶ 職種を問わず，注意したい敬語表現一般 ……………… **38** *page*

目上の人に間違って使ってしまいがちなフレーズ … **38** *page*

間違ってしまいがちな敬語 ………………………… **42** *page*

二重敬語の使用や謙譲語の問題から
敬意の対象が不明確になってしまった言葉や表現 … **44** *page*

Chapter 3
医療安全に必要なものは？ ……………………… 50 *page*

❶ **ハインリッヒの法則とは？** ……………………………… **52** *page*

▶ 間違いや失敗のない職場を上司との取り組みで！ …… **52** *page*

❷ **院内感染対策とは？** ……………………………………… **53** *page*

▶ スタンダードプリコーション (標準予防策) :10 の原則 **56** *page*

❸ **火災・大震災時の対策は？** ………………………………… **56** *page*

Chapter 4

患者さんに上手な医療機関 へのかかり方を伝えるには？ ···················· **58** *page*

上手な医療機関へのかかり方 ································· **60** *page*
▶ 今，一番問題になっていることは何か？ ···················· **60** *page*

Chapter 5

English conversation ···················· **62** *page*

At the Registration Counter: for Treatment
受付にて：治療 ······································· **64** *page*

At an Outpatient Clinic
外来診察室にて ······································· **70** *page*

After Examination, Diagnosis, and Treatment by Medical Staff
診察終了後 ·· **70** *page*

At the Payment Counter
支払い ··· **71** *page*

医療スタッフのためのマナー
なるほどブック

Chapter 1
チーム医療とは

フラット型チーム医療

医師と患者さん・家族の双方が積極的役割りを果たすことを目的として,フラットなパートナーシップを結び,患者さんの治癒と社会復帰を目指す医療のスタイル.かつては医師を頂点とするピラミッド型指揮体制があった.（➡ p.5）

一般的接遇スキル

患者さんと接することが最も多い医療事務スタッフ・看護師の対応スキル.特に受付は接遇やマナー,言動などについて高いレベルを身につけることが求められます.（➡ p.6）

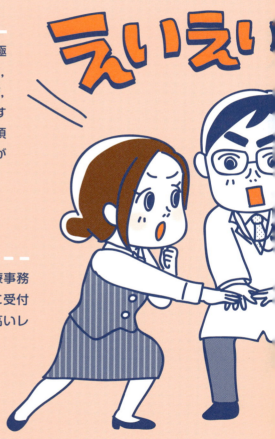

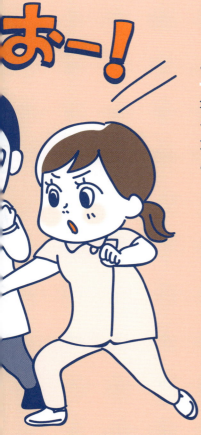

インフォームドコンセント（IC）

全医療行為について，医師が患者さんに理解できる手法を用いて十分な説明を行い，代替の医療方法も提示したうえで，患者さんが自由意志による同意をすること．（➡ p.5）

ヒューマン・ケア

患者さんの世話・介護・看護など医療的・心理的援助を含むサービスで，
1. 知る (Knowing)
2. 寄り添う (Being With)
3. 役に立つ (Doing for)
4. 助ける (Enabling)
5. 誠意を尽くす (Maintaining Belief) の

5つの過程をさす．（➡ p.10）

Chapter 1

1 各職種の果たす役割とは？

　すべての医療スタッフ・医療事務スタッフは，「おもてなし，思いやり（Hospitality）の心」で勤務しています．病院（Hospital）と，看護（Hospice）は，ホテル（Hotel）と同じラテン語の語源であり，ホテルのような素晴らしいおもてなしの環境下で看護することが医療の基本と言えます．チーム医療とは，医師と看護師，薬剤師，管理栄養士，理学療法士，臨床工学技士などのスタッフが互いの専門性を尊重し，最大限の能力を引き出し合うことによって最善の治療を行う医療現場の取り組みを言います 表1．古くは，医師を頂点とするピラミッド型指揮体制がありましたが，現在は患者さんの治癒・社会復帰を目指しチームリーダーである医師を中心とするフラット型専門職体制へと変化しています 図1・2．医師には，医療スタッフの意見を引き出しまとめていくリーダーシップが求められます．医師と患者さん・家族は，病気の治癒の過程で双方が積極的役割を果たすことを目的として，パートナーシップの関係を結んでいます．治療の成功のためには，医師と患者さん・家族間の継続的な協同的努力が必要です．

表1 ● チーム医療：病院で働く人々

- 医　師
- 看護師
- 医療（メディカル）スタッフ
  　薬剤師，臨床検査技師，管理栄養士・栄養士，放射線技師，理学療法士，臨床工学技士，作業療法士，歯科衛生士など
- 医療事務スタッフ
  　事務職員，関連企業，清掃員，運転手など

チーム医療とは？

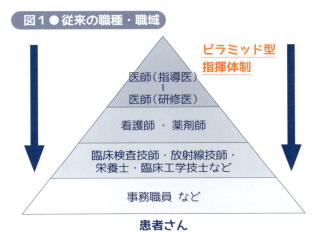

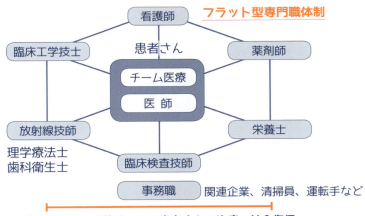

　十分な意思疎通を図り，良好な患者さん・医師関係を構築することが不可欠です．それには，インフォームドコンセント（IC）が欠かせませんが，看護師・医療スタッフの協力が必要です．インフォームドコンセント（IC）とは，インフォームド（informed）＝情報提供すること，コンセント（consent）＝同意することを意味して

Chapter 1

います．情報提供のため患者さん・家族には，いろいろな治療法と治療実績が提示されます．つまり，単なる「説明と同意」ではなく「患者さんの自己決定」であり，全医療行為について「医師は患者さんに理解できる手法を用いて十分な説明を行い，代替の医療方法も提示したうえで，患者さんは自由意志による同意をする」と定義されています．しかし，「それで困ることはないのだろうか？」「患者さん・家族は，治療法を自身で決められるのだろうか？」という疑問が残ります．そこで，もっとも重要なことは，担当する医師の専門的知識・技術を患者さんと家族が信頼し，ともに治療にあたる姿勢と良好な人間関係の構築が基本なのです．もちろん，医師は，患者さん・家族から絶大な信頼を得なくてはなりません．患者さん・家族は，他の医師にセカンドオピニオンを求めることも可能です．

2 病院の顔とは？

▶ 医療・事務スタッフ

患者さんと接することが最も多い医療事務スタッフ・看護師の対応は，病院の印象を決めると言っても過言ではありません．特に，受付事務スタッフは「病院（クリニック）の顔」であり，来院時（受診）から診療費の支払い（診察終了）まで関わる重要なポジションです．そのため，受付を担当するスタッフは，接遇やマナー，言動などについて高いレベルを身につけることが求められます．受付・事務スタッフの対応で不快な思いをすると，来院した患者さんが二度と来院しないかもしれません．各医療施設には，各々理念がありますが，経営スタッフはビジョンを的確に示す必要があります．基本的には，患者さんが診療を終え病院（クリニック）を去る際，「この病院に来てよかった！」「また，何かあったらやってこよう！」「優しいいい病院だ．スタッフの雰囲気も良かった．医師も…」と思われるようでありたいというのが，目標になっていると思います．受付・事務スタッフが患者さんや家族に不快な思いをさせると患者数

チーム医療とは？

の減少につながりますので，スタッフも認識をもつことが重要です．

▶ 受付・事務スタッフが常に気を付けたいこと

　患者さんは，受付や会計を担当するスタッフには，デパートなどの店舗でサービスを受けるときと同じように，お客さまとして丁寧に接してもらいたいという希望をもっています．また，病院で働くスタッフは，一般的な接遇スキルを備えているはずだという期待を抱いています．その点で，受付・事務スタッフは，院内の他職種に比べて厳しく評価される傾向にあります．一方で，改善への取り組みによって大きく評価が変わる部署でもありますので，受付対応レベルを向上させることが，患者満足度アップにとって有効な取り組みだと言われています．ヒトは，見た目で他人を判断する傾向がありますので，就業前には身だしなみ（髪・ひげ，手・爪先，化粧，装飾品など）が整っているか，院内のルールに従っているかを確認します．

✖ 挨拶

　第1印象は挨拶で決まりますので，自分から気持ちよく視線を合わせて丁寧に行います．

✖ 受付時の手続対応

　丁寧にわかりやすく説明します．病院によっては，受付案内者（ホテルでいうコンシェルジュ．総合世話係）をおき，初診者や高齢者，体の不自由な患者さんなどのお世話（案内や介助など）をしています．

✖ 言葉づかい

　不快な言葉づかいをしないようにします．

✖ 待ち時間に関する問い合わせ

　長い待ち時間に対する気遣いを心がけます．診察や会計を待つ間は，待合スペースで比較的長い時間を過ごしますので，ちょっとした声掛けが大切です．

　受 付 時：「ただいま20分程度お待ちいただいております．順番に

Chapter 1

お呼びいたしますので，お掛けになってお待ちください」

待ち時間中：「(待ち時間が長くなっている患者さんに) お待たせしておりますが，あと3人で診察室にご案内できますので，もう少々お待ちください」

✘ 会計時

「本日の診療で，何かわからないことがございましたか？」と尋ねます．

✘ 会計に関する説明

領収明細書についてわかりやすく説明します．

会計時の業務では，自院（クリニック）が提供している診療やサービスの内容を十分に理解していれば，患者さんからの問い合わせにも対応できます．その結果，受付・事務スタッフが医療機関の戦力として，その役割の幅を広げることができるようになります．

✘ お見送りの言葉

会計が終わり見送る場面では，「お大事に」「お気をつけて」などの一言が患者さんの気持ちを和らげます．声掛けが大変重要です．

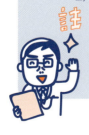

1) わが国の国際化によって，海外から多くのヒトが来日されています．これからも一層増えてくると思います．そこで，事務受付に，英語，中国語，フランス語，ドイツ語，韓国語などで会話できるスタッフを配置していく必要性も出てくると思われます．
2) 事務スタッフには，正規職員と非正規（契約派遣）職員がいますが，患者さんや家族には同じユニフォームを着ているヒトをどちらかと見分けることはできません．委託業務として勤務している非正規（契約派遣）職員においても，勤めている病（医）院に愛情をもって就業してほしいと願っています．

チーム医療とは？

▶ 看護師 (Nurse)

　　診療スタッフのなかでキーパースンである看護師 (Nurse) とは，医療，保健，福祉などの場において，以下の事項を行う医療従事者の呼称です．看護師に求められている仕事の内容は多岐にわたっていますが，微笑みに満ちた「おもてなし」の心がとても大切です．

① 医師等が患者さんを診療する際の補助

　　2002 年，看護師等による静脈注射の実施についても診療の補助行為の範疇に入りましたが，わが国における看護業務の解釈が改訂されています．

② 病気や障害をもつ人々の日常生活における援助

　　超高齢社会〔高齢化率（65 歳以上の人口が総人口に占める割合）が 21% 以上〕であるわが国では，訪問看護による患者さんの日常生活支援が一層推進されていくと思います．

③ 疾病の予防や健康の維持増進を目的とした教育

　　看護師の責任として，国際看護師協会 (International Council of Nurses: ICN) は，① 健康の増進，②疾病の予防，③健康の回復，④苦痛の緩和をあげています．

▶ その他の医療スタッフ

　　その他の医療スタッフには，薬剤師，管理栄養士，臨床検査技師，放射線技師，臨床工学技士，理学療法士，歯科衛生士などがあります 表1 ．また，病院の運営に関与している関連企業や清掃員，運転手などの職種も広い意味での医療スタッフの一員です．現在は，医療現場の事故により医療スタッフも医師とともに責任が問われる時代であり，医療チーム全体で医療の安心・安全を重視しなくてはなりません．

Chapter 1

3 ヒューマン・ケア（ヒューマン・ケアリング）とは？

ヒューマン・ケア （ヒューマン・ケアリング） は，看護を支える基盤となる概念（竹尾恵子．日本看護研究学会雑誌．2005；28：13-7） です．キュア【cure】は，①治療・治癒，②対策，解決策であり，ケア【care】は世話・介護・看護など医療的・心理的援助を含むサービスを意味しています．ケアリングの5つの過程 (Swanson, 1991) には，1. 知る (Knowing)，2. 寄り添う (Being With)，3. 役に立つ (Doing for)，4. 助ける (Enabling)，5. 誠意を尽くす (Maintaining Belief) があげられています．

最近，患者さんのケアを達成するためのユマニチュード (humanitude) という概念が知られています．イブ・ジネスト先生とロゼット・マスコッティ先生によって作り出された知覚・感情・言語による包括的コミュニケーションにもとづいたケアの技法と言われています．哲学として，「ヒトとは何か？」「ケアをするヒトとは何か？」があり，実践技術として，この哲学にもとづく150の技術があげられています．認知症患者さんや高齢者のみならず，ケアを必要とするすべてのヒトに使える技法で汎用性が大変高い技法とされています（本田美和子，他．ユマニチュード入門．東京：医学書院；2014).

人間の尊厳を取り戻すためには，4つの基本，つまり，①見る，②話す，③触れる，④立つがとても重要であると言われています．こうした手技（出会いの準備，話す技術，触れる技術，立たせる技術など）は，すべての医療スタッフが活用しうるものです．私たちはこれらについて学校を卒業した頃はよく知っていて，将来診療に生かそうと考えていたと思います．しかし，誰もが仕事に慣れてくるとつい忘れがちです．また，日常業務・生活の忙しさや疲れからか，患者さんへの思いやりや優しさを忘れてしまうことも残念ながら出てきます．また，話をしていると問題はないようなヒトでも，患者

チーム医療とは？

さんには乱暴な言葉使いをするヒトもいます．忙しさのために，学ぶ姿勢がなくなってしまったヒトがいますが，初心を忘れずいつまでも初々しく学ぶ姿勢をもっていたいものです．

□ 古くは，医師を頂点とするピラミッド型の医療システムでしたが，現在は患者さんの治癒・社会復帰を目指しフラットな診療へと変化しています．
□ 担当する医師の専門的知識・技術を患者さんと家族が信頼し，ともに治療にあたる姿勢と良好な人間関係の構築が重要です．
□ 会計に時間がかかり，次の予定があるため支払いをせずに帰宅された患者さんがいらっしゃいました．その後の支払いや病院からの請求などは煩わしいものになりますので，お互いに十分注意したいものです．また，ときに退院時の医療費が未払いになっているケースもあります．患者さん・家族には，院内ルールを守って欲しいと思います．

Chapter 2
診療現場での接 コミュニケーシ 会話実例

接遇：身だしなみと挨拶

基本は，清潔感あふれる身だしなみ，患者さん・ご家族への優しいまなざし，心温まる挨拶です．身だしなみでは，高価なものをそろえる必要はありません．清潔で患者さんや家族に不快感を与えないことが大切です．「おはようございます」「こんにちは」「こんばんは」と「お大事に」を大切に！（→ p.14）

遇マナー・コミュニケーションスキルと

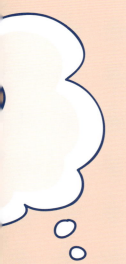

コミュニケーションスキル

コミュニケーションとは，「分かち合う」ことを意味しますが，他者とコミュニケーションを上手に図ることのできる技術・知識をコミュニケーションスキルといいます．それには，他者の意見に耳を傾ける傾聴が重要で，上から目線での対応は厳禁です．（➡ p.14）

言葉の理解とその正しい使い方

私たちが無意識に使っている言葉には，謙譲語，尊敬語，丁寧語などがあります．良いと思って使っている言葉も間違った使い方では，不快な思いをさせることがありますので注意が必要です．特に，今はやりの「コンビニ敬語」の使用は厳禁です．（➡ p.15）

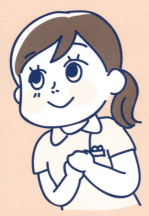

Chapter 2

1　接遇とは？

　接遇とは，対人行動において大変重要な技術です．
・接：触れ合うこと
・遇：もてなすこと
　接遇の基本は，身だしなみ（清潔）と挨拶（コミュニケーションの第1歩），表情（患者さんへの安心感）です．身だしなみでは，高価な新しいものをそろえる必要はなく，清潔で患者さんや家族に不快感を与えないことが第1です．

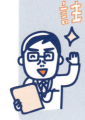

＜接遇7大用語：「あおおもおかし」を大切に！＞
（21世紀の間違えやすいビジネス用語まとめ，一部改変）
・**あ**りがとうございました
・**お**それいります
・**お**またせいたしました
・**も**うしわけございません
・**お**だいじに
・**か**しこまりました
・**し**つれいいたします

2　コミュニケーションスキルとは？

　コミュニケーションとはラテン語の communicatio に由来し，「分かち合う」ことを意味しています．コミュニケーションスキルとは，ヒトとヒトの間でコミュニケーション（分かち合うこと）をとる方法・手法・テクニックを理論付けして検証し，技術または知識としてまとめたものです．また，コミュニケーション能力とは，

診療現場での接遇マナー・
コミュニケーションスキルと会話実例

一般に「他者とコミュニケーションを上手に図ることができる能力」を意味しています．その基本は，アイコンタクトを取り患者さんや家族が理解しているかどうかを確認することです．

▶ コミュニケーションスキルのポイント

①患者さん・ご家族の想いを受け止め心から真摯に対応する
②理解を得るために十分な説明をする：叱るべきことは叱る
③上から目線での話し方・対応は厳禁する
④単から複へ！：1人での対応が難しいときは，複数で行う
⑤言葉の理解とその正しい使い方を学ぶ：謙譲語，尊敬語，二重敬語，丁寧語，口語，文語，書き言葉，聞き言葉，コンビニ（アルバイト）敬語，ため口について 表2・3 で解説します．

▶ 患者さん・家族からのクレームへの対応

①まず，お相手の話を十分に聞く（傾聴）．傾聴とは，相手を尊重し熱心にきくこと・つつしんできくことです．
②言い訳をしない．最初から事情の説明をすると言い訳にきこえることがあるので，傾聴が基本です．
③病院（クリニック）のルールを押し付けない．言い方によっては，相手の気持ちを逆なですることにもなります．
④身内の批判はせずお相手の話を十分に聞く．同僚への批判（クレーム）は，自分への批判としてとらえ傾聴を心がける．
⑤尊大な態度（顎が上がっている，腕や足を組むなど）をとらない．
⑥すぐに上司に頼らない．上司への「報告・連絡・相談（ほうれんそう）」は重要ですが，責任逃れやたらい回しのように思われる態度はとらない．

Chapter 1

表 2 ● 言葉の理解

● **謙譲語**：話し手が，自分または自分の側にあると判断される
ものに関して，へりくだった表現をすることにより，相対的
に相手や話中の人に対して敬意を表すもの

● **尊敬語**：敬語の１つで，話し手が聞き手や話題の主（ぬし），
また，その動作・状態などを高めて待遇することを言い表す
もの

● **二重敬語**：１つの言葉に同じ種類の敬語を２つ以上つけてし
まう誤り

● **丁寧語**：敬語の１つで，一般に尊敬語や謙譲語と並んで敬語
の３区分の一つをなすとされる．話し手が話し相手に対して
直接に敬意を表する表現をいい，特にデス，マス，古語のハ
ベリ，ソウロウなどを指す

● **口語**：文語に対する用語で，話し言葉のこと．音声言語（話
し言葉）に基礎をおく文字言語（書き言葉）は，特に口語文
という

● **文語**：文章，特に文学で使われる言葉遣いのことをいう．し
かし，言語によって口語の言葉遣いとあまり変わらなかった
り，別の言語とされるほど異なったりする

● **書き言葉**：文字を媒介とする言葉で文章として書き，読む言
葉をいう．また，文章に用いる言葉（文語，文章語）である

● **聞き言葉**：はじめに聴き，後で口まねをし，最後は自分で言
葉や文章を作るという方法である

● **コンビニ敬語（アルバイト敬語）**：コンビニやファミレスな
どでよく聞く間違った敬語．あまりにもよく聞くので，正し
い敬語と思ってしまう可能性のある間違い敬語である．

● **ため口**：相手と対等な口をきくこと．敬語を使わず，なれな
れしく話すこと．ため語．「ため」は，博打用語で「ぞろ目（同
目）」をさした語と言われている

（goo 国語辞典、三省堂 Web Dictionary, 敬語 Wikipedia など参照）

診療現場での接遇マナー・
コミュニケーションスキルと会話実例

表3 ●コミュニケーションのマナー

●よく使われるビジネス敬語

✕	○
わかりました	承知いたしました　かしこまりました
すみません	申し訳ございません　失礼いたしました
知りません	存じません
できません	いたしかねます
してもらえませんか	していただけますか　ご遠慮願えますか
ちょっと待ってください	少々お待ちください
見てくれましたか	ご覧になりましたか
そうですか	左様でございますか
誰ですか	どちら様でしょうか
あっち，そっち，こっち，どっち	あちら，そちら，こちら，どちら
さっき	さきほど
後で	後ほど

●特別な形に変化する敬語

普通の言い方	尊敬語 （相手の動作を敬う）	謙譲語 （自分の動作をへりくだる）
言う	おっしゃる	申す　申し上げる
見る	ご覧になる	拝見する
行く	いらっしゃる	伺う　参る
来る	いらっしゃる　みえる おいでになる　お越しになる	参る
いる	いらっしゃる	おる
する	なさる	いたす
知っている	ご存じ	存じる
食べる	召し上がる	いただく
与える	賜る	さしあげる
もらう	お受け取りになる	いただく　頂戴する　賜る
会う		お目にかかる
借りる		拝借する
気に入る	お気に召す	

Chapter 2

3 実例集

病（医）院内での会話の基本は，心のこもった言葉のキャッチボールです．典型例を示しますので，参考にしてください．

【 **主に受付・事務職が気を付けたいフレーズ** 】

▶ **事務室：窓口・受付にて**

> 保険証と診察券の方をお出しください．
> ご紹介状はございますか？
> ↓
> 保険証と診察券をお出しください．
> 紹介状はお持ちでしょうか？

- 「〜方」は，複数のものから一つを指す言葉です．よくみられる間違いです．
- よい表現例：初診の方ですね．この用紙にご記入のうえそちらの椅子に掛けてお待ちください．

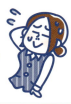

> 腎臓内科の外来ブースは，あちらになります．
> ↓
> 腎臓内科の外来ブースは，あちらでございます．

> お手洗いは，突き当たりになります．
> ↓
> お手洗いは，突き当たりにございます．

- 「なります」は，「これからそうなります」という意味の表現です．「あちらは，これから腎臓内科のブース・お手洗いになります」と言っていることになります．

> 「お日にちの方は8月29日の午前9時，
> 山田副院長先生のご予約でよろしかったでしょうか？」
> ↓
> 「お日にちは8月29日の午前9時，
> 副院長の山田のご予約でよろしいでしょうか？」

- これからの予約を「よろしかったでしょうか？」と過去形で言うのは，おかしいです．副院長先生と重ねて言うのも不自然です．

> 報告書はこちらでよろしかったですか？
> ↓
> 報告書はこちらでよろしいですか？

> ご希望の書類は，これでよろしかったでしょうか？
> ↓
> ご希望の書類は，これでよろしいでしょうか？

- 最近，「よろしかったでしょうか？」と過去形で言う傾向にありますが，現在形での確認が好まれます．

> これで結構でしょうか？
> ↓
> これでよろしいでしょうか？

- 結構は，こちらの問いかけに相手がOK（承諾）を出すとき，つまり相手がこちらに返す言葉です．「これでよろしかったでしょう

Chapter 2

か？」もいけません．

> **どちら様でしょうか？**
> ⬇
> **どなた様でしょうか？**
> **大変失礼ですが，どちら様でしょうか？**
> **失礼ですが，お名前をお聞かせ願えませんでしょうか？**
> **失礼ですが，お名前はなんとおっしゃいますか？**
> **お名前をお教え願えませんか？**

- よく使う表現です．「どちら様でしょうか？」は，様がついているため丁寧な印象がありますが，意味としては「あなた誰ですか？」という意味で，目上のヒトには失礼な表現と言われています．病院（クリニック）を訪ねてきたお客様などには特に使用しないよう注意しましょう．いろいろな尋ね方がありますね！

> **××製薬の大木様でございますね．**
> ⬇
> **××製薬の大木様でいらっしゃいますね．**

- 「ございます」は，丁寧語ですが尊敬語ではないので，相手の名前につけてしまうのは間違いです．しかし，「私，田中でございます」というように自分自身に対しての使用や，「総務部の鈴木でございますね？」というように当院（クリニック）の人間に対しての使用は，問題ないとされています．

> **どうしましたか？**
> ⬇
> **いかがいたしましたか？**

- 病院で受付の仕方がわからず,「オロオロ」されている患者さんに,「いかがいたしましたか？」と聞いてお手伝いしましょう.

> **どうしますか？**
> ↓
> **いかがいたしますか？**

- 「どうする」という言葉には敬意が含まれていないため,目上のヒトに対しては使わないようにしてください.「いかがいたしますか？」などを用いてください.
- 「大変お辛そうですが,大丈夫ですか？ 症状はいつからですか？」などとお聞きしましょう.しかし,辛いときにしつこく話しかけると一層不快にしてしまうことがあるので,細かな気づかいが大切です.

> **すぐに舟木先生がいらっしゃいます.少しお待ちください.**
> ↓
> **すぐに医師の舟木が参ります.少しお待ちください.**

- 「いらっしゃいます」は尊敬語です.ここでは主語が「先生」なので,正しくは謙譲語である「参ります」が正解です. 先生という言葉自体が尊敬表現ですので,患者さんの前で身内を「先生」と呼ぶのは本来間違いだと思います.正しくは「院長」「医師」「ドクター」と呼ぶのが正解です（「医者」と言わないのが普通です）.但し,患者さんに対して「先生」と表現することが古くから広く浸透し違和感も少ないことから,職員が「先生」と呼んでも間違いではないとされることがあります.一方,院内・クリニック内で医師同士が,「先生」抜きで〇〇と呼び捨てるのには違和感があります.院内（クリニック内）の仲間同士では,「〇〇さん」「××君」を使いましょう.

Chapter 2

ナース・事務スタッフから気配りの一言

□ **待ち時間が長くなった患者さんに対する事前フォロー**

待合に長く待っている患者さんがいるかどうかを常にチェックし，長く待っている患者さんに対しては，こまめに声掛けをしましょう．
「お待たせして申し訳ありません」
「先ほど急患があったため，予約時間よりもお待たせしております」
「次にお呼びする予定ですので，もう少しお待ちいただけますか?」
「本日は，30分ほどお待ちいただいていますが，お時間は大丈夫でしょうか?」

□ **体調が悪い状態で来院された患者さんへの気配り**

「大変お辛そうですが，いかがですか? 症状はいつからでしょうか?」とお聞きし，回答によっては医師に直ちに報告し早急の対処を依頼します．

□ **時間がない患者さんへの配慮**

受付時に「本日は 20 分ほどお待ちいただいておりますが，お時間は大丈夫でしょうか?」とお聞きしましょう．

□ **診察後の予定（他科受診や栄養指導，心電図，超音波検査，X 線検査など）がある場合**

診察の流れが円滑に進むようにわかりやすく説明しましょう．また，他部署へも適宜連絡しましょう．

お体をご自愛くださいませ．
↓
ご自愛くださいませ．お大事に．

- ご自愛には，すでに「体を大事にする」という意味が含まれています．電話などで問い合わせがあった場合にも，いつも「お大事に!」と言葉を添えることが大切です．患者さんに，「この病院に来て良かった」と思われるように心のこもった「お大事に!」を言いましょう．

診療現場での接遇マナー・
コミュニケーションスキルと会話実例

▶ 売店・会計受付にて

> こちらの歯ブラシでよろしかったでしょうか？
> ↓
> こちらの歯ブラシでよろしいでしょうか？

- 現在の確認事項に「よろしかった」という過去形は，不適切です．飲食店などでも「アイスコーヒーでよろしかったでしょうか？」といった会話をよく耳にしますが，こちらもとても恥ずかしい間違いです．「アイスコーヒーでよろしいでしょうか？」が正解です．十分に気をつけましょう．

> ご注文の品は，お揃いになりましたか？
> ↓
> ご注文の品は，以上でよろしいでしょうか？

- お揃いは，料理に対しての敬語です．

> どちらにいたしますか？
> ↓
> どちらになさいますか？

- 「いたします」が謙譲語ですので，尊敬語の「なさいます」を用いましょう．

Chapter 2

> 1,000円になります．
>
> 1,000円頂戴します．

- 会計や売店でよく使われる会話です．「あなたは，1,000円にはなれません！」 とても恥ずかしい間違いですので，十分注意して下さい．

> おつりになります．
>
> おつりです．

> 1万円からお預かりいたします．
>
> 1万円をお預かりいたします．

- これは，有名ないわゆる「コンビニ敬語」と言われています．

> 500円のお返しになります．
>
> 500円，お返しいたします．

- これも，有名ないわゆる「コンビニ敬語」です．

● コンビニ敬語の1例

> 私の方で担当いたします．
>
> 私が担当いたします．

> 私，佐藤の方から説明します．
>
> 私，佐藤から説明します．

> お水の方をお持ちします．
>
> お水をお持ちします．

> 書類の方をお持ちいたします．
>
> 書類をお持ちいたします．

- コンビニやファミレスでよく耳にする「〜の方」には注意しましょう．

> 会議の資料になります．
>
> 会議の資料でございます．

> 御社（貴社）について存じ上げております．
>
> 御社（貴社）について存じております．

- 「あげる」は，持ち上げるべき相手がいるときに使う表現のため，対象がヒトであれば「存じ上げている」で問題ないのですが，ヒト以外に対しては使わない表現と言われています．

Chapter 2

> **とんでもございません.**
> ⬇
> **いいえ，とんでもないです.**

- 「とんでもない」で1つの単語なので，これを2つに分けて「ない」の部分だけを「ございません」に変えることはできないとされています.

電話での応対

電話交換手や事務職員が電話を受け各部署に繋いでいますが，この声・対応も「顔見えぬ病院の顔！」と言えます. 声の印象が，病院（クリニック）のイメージを決めることもあります.

▶ 電話を受ける場合

> **お名前をちょうだいできますか？**
> ⬇
> **お名前をうかがってもよろしいでしょうか？**

☐ **相手の声が聞き取りにくい場合**
　「恐れ入りますが，もう一度お願いできますでしょうか？」
☐ **間違い電話の場合**
　「こちらは，○○○ですが，どちらにおかけでしょうか？」

page 26

JCOPY 498-04856

診療現場での接遇マナー・
コミュニケーションスキルと会話実例

ナース・事務スタッフから気配りの一言

□ **相手を待たせてしまう場合**

「10分ほどかかりますので，こちらからおかけ直しいたしましょうか?」

□ **「急いでいる! ○○さんと話がしたい」と言っている場合**

「念のため，ご連絡先をお願いできますでしょうか? すぐに○○に連絡をとりまして，折り返しご連絡を差し上げるということでよろしいでしょうか?」

□ **名指しのヒトが不在の場合**

「森山副院長ですね,少々お待ちください」「申し訳ございません,あいにく森山はただいま席をはずしております. 折り返しお電話致しましょうか?」

□ **相手が施設名も名前も言わずに電話をかけてきた場合**

施設名，名前を確認後に対応します. 施設名，名前の申し出がない場合は，電話を受けることができない旨を伝えます.

▶ 電話をこちらからかける場合

> 今，お時間よろしかったでしょうか?
> ↓
> 今，お時間よろしいでしょうか?
> 今，お時間いただいてもよろしいですか?

- 相手が今話せる状況にあるかどうかを聞くのは礼儀です.
- 「よろしかったでしょうか?」と過去形で言うのは，おかしいです.

Chapter 2

▶ 来院前の電話応対

- インターネットによる情報や口コミから来院する場合には，事前に電話で問い合わせを受けることがあります．この場合，来院予定の患者さんと最初にコンタクトするのは，電話で応対する受付もしくは事務スタッフ・電話交換手ということになります．希望する診療内容や施術が行われているかどうか，あるいは最寄りの駅からの道案内など，いろいろな問い合わせがあると予想されます．お相手の要望に対応する準備を十分にしておくことは，受付・事務スタッフとして必須の取り組みです．

手紙の注意点

「各位様」

↓

「総務課各位」や「看護部各位」，「臨床検査部各位」，
「患者さん各位」，「薬剤部各位」，「栄養部各位」

- 各位自体は，皆様を意味します．

医療法人社団○○会　△△病院（クリニック）
院長　山田　△△　先生　御机下

医療法人社団○○会　△△病院（クリニック）外科
山本　○○先生　御机下

- 御机下（ごきか，おんきか）：個人が特定できているときに使用します．

> 医療法人社団○○会　△△病院（クリニック）
> 内科主治医　御侍史

- 御侍史（おんじし，ごじし）：正確には相手の先生の名前が分からないときや宛名を主治医とするときに使用します.

> 医療法人社団○○会　△△病院（クリニック）　御中

- 御中：病院（クリニック）の誰が開封しても問題がないときに使用します.

> 「三国院長様・殿」
> ↓
> 「三国院長」

- 手紙で役職に敬称をつけるのは誤りです.

主に医師が気を付けたいフレーズ

▶ **外来診察室にて**

> こちらにお座りになってください
> ↓
> こちらにお掛けください

- 「お座りに…」は，「座る」の尊敬語なので間違いではありませんが，ヒトによっては犬に対する「おすわり！」を言われている気分になることもあるようです.「お座りください」は，犬のおすわりのイメー

Chapter 2

ジもあることから，ビジネスでは禁忌とされています．
- **よい表現例**：「お待たせしました．○○××さんですね？　私，腎臓内科の舟木○郎と申します．初めまして．どうぞ，こちらにお掛けください」
- **よい表現例**：「○山さん，お名前とお誕生日を教えてください」「はい．○山×太郎さんですね．××××年○月×日生まれですね」と，復唱しましょう．

今日は，どういたしましたか？
↓
今日は，いかがいたしましたか？

- 「どうする」という言葉には敬意が含まれていないため，目上のヒトに対しては使わないようにしてください．「いかがいたしますか？」などを用いてください．

どうでしたか？　何も変わりはありませんね？
↓
いかがでしたか？　何かお変わりはありませんでしたか？

- 上から目線で「何も変わりありませんね！」では，患者さんは緊張・萎縮して言いたいことも言えません．患者さんは，不安を抱えて来院してきていますので，何でも言えるような雰囲気作りが大切です．
- **よい表現例**：「前回の受診から1ヵ月が経ちましたが，お変わりございませんでしたか？　どのようなことがあったか，日を追ってご説明ください」
- 問診に始まり，視診から聴診，触診，打診，血圧測定等へと進みます．超音波検査やX線，CT検査，MRI検査などの画像診断や血液・尿検査も行います．患者さんは，これから受ける検査については心配なものですので，どのような検査なのか内容を簡単に説明します．

診療現場での接遇マナー・
コミュニケーションスキルと会話実例

- 診察所見や検査結果が出た場合には平易な言葉でわかりやすく説明し，診断名（疑いも含め）と今後の治療方針・予後などを正確に伝えます．医師にとって重要な診療技法の一つです．検査データは医師のためのものではなく，患者さんのものですので，"あまり早口"にならず，ゆっくりと専門用語をなるべく使わないようにし，理解度を確認しながら説明することが大切です．

> **では，先日の検査成績を拝見なさってください．**
> ↓
> **では，先日の検査成績をご覧ください．**

- 「拝見」は「見る」の謙譲語ですので，明らかに間違いです．「見る」動作をする患者さんがへりくだってしまっています．正しくは尊敬語の「ご覧ください」です．

> **X線写真，ご覧になられますか？**
> ↓
> **X線写真，ご覧になりますか？**

- 「ご覧になられる」は，二重敬語です．

> **来週は来られますか？**
> ↓
> **来週はいらっしゃいますか？**
> **では，次回の予約は，再来週○月×日（水曜日）の**
> **午前10時からにしましょう．予約時間は守りますが，**
> **少し前後するかもしれませんのでお許しください．**
> **お大事になさってください．**
> **何か問題がありましたら，ご連絡くださいね！**

Chapter 2

主に看護師・技師・薬剤師が気を付けたいフレーズ

▶ 臨床検査室・入院病棟・薬局・リハビリテーション・血液透析室などにて

✖看護師・技師　検査

名前と生年月日は？
↓
お名前と生年月日を教えてください.

- 忙しい場合，単刀直入に質問することがありますが，患者さんは今日の検査・治療はつらいのかとか，痛いのかとか，心配して来院していますので，優しく丁寧に接しましょう.

これから採血します.
アルコールで皮膚を消毒しますが，
アレルギーはありませんか？
↓
これから採血します.
アルコールで皮膚を消毒しますが，皮膚がただれたり，
赤くなったり，腫れたりしたことはありませんか？

- これはアルコールに対するアレルギー反応なのですが，アレルギーと言っても直ぐに理解されないことがあります. 理解されない場合には，具体的な症状をいって質問します. アルコールにアレルギー反応が出たことがある患者さんには，クロルヘキシジングルコン酸塩（ヒビテン液5％，グルコネート液20％）などを用います.

診療現場での接遇マナー・
コミュニケーションスキルと会話実例

これから MRI 検査をします.
検査室に持ち込んではいけないものがありますが,
お持ちではありませんか？
確認させていただいてよろしいでしょうか？

➡

これから MRI 検査をします.
検査室に持ち込んではいけないものがありますが,
この表（註：各病院で独自に作成）にあるようなものは
お持ちではありませんか？
確認させていただいてよろしいでしょうか？

✕ 持ち込み禁止物品について

金属類	指輪，イヤリング，ネックレス，時計，めがね，ヘアピン など
磁気カード類	キャッシュカード，テレフォンカード，クレジットカード など
その他，取り外しのできる物	義歯（入れ歯），補聴器，インスタントカイロ，エレキバン，金属のついた下着 など

❗装置の中に吸い込まれ取り外せなくなったり，怪我をすることがあります.

❗故障したり，記憶された情報が消えて使用できなくなることがあります.

取り外しのできる物・貴重品は，かならずロッカーの中にしまってカギをかけてください.

• MRI 検査室に入る場合には，金属部分を有する腕時計，指輪などのアクセサリー，ボールペン，万年筆，磁気カードなどの所持品を取り除いておかなければなりません. 車いすやストレッチャー，ド

Chapter 2

レーン鉗子,輸液ポンプ,心電図モニター,パルスオキシメーターなども持ち込んではいけません.担当者(放射線技師など)の指示に従い,MRI室対応の機器などに付け替えます.化粧品(アイシャドー,マスカラ)や貼付薬(ニトロダームなど)には微量の金属類が含まれているものがありますので,チェックリストを独自に作成して一つ一つ確認する必要があります.

- X線検査やCT検査でも同じように持ち込んではいけないものがあります.
- これらのものを持ち込んだ場合には,検査中に患者さん自身を傷つけたり,検査機器を壊すことがあります.
- 女性に放射線を使用する検査をするときには,妊娠中であるのか,現在その可能性があるのかを確認することは必須です.

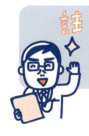

臨床検査室・入院病棟・薬局・リハビリテーション・血液透析室などでは,医療安全に関し独自に工夫し周知徹底しています.

> **この検査後1時間ほど**
> **食事はお召し上がりになられないでください.**
> ↓
> **1時間ほど食事は召し上がらないでください.**

- 検査時・後に患者さんに説明します.「召し上がる」ですでに尊敬語ですので,「お」がつき,「なられる」がつくと二重・三重の尊敬語になります.

診療現場での接遇マナー・
コミュニケーションスキルと会話実例

✖看護師　入院

本日入院される患者さんの山田様でございますね．

↓

本日入院される患者さんの山田○○様でいらっしゃいますね．

- 「ございます」は丁寧語ですが尊敬語ではないので，患者さんの名前につけるのは間違いだと言われています．職員の名前に「三上でございますね，少々お待ちくださいませ」などと使うのは問題ありません．
- 「患者様」は，よく使われる言い回しです．「患う者」と言っていながら，それに様をつけることに違和感があるとして，最近は患者さんを使っています．

お呼びでしょうか？　どうかしましたか？

↓

お呼びでしょうか？　いかがなさいましたか？

夕食です．どうぞお召し上がりください．

↓

夕食です．どうぞ召し上がってください．

- 召し上がるという尊敬語に「お」をつけた二重敬語です．

持参したお金や貴重品は，
ご自分できちんと管理してください．

↓

持参したお金や貴重品は，鍵のかかるところに入れるか，
院内の所定の部署に預けてください．

Chapter 2

- 入院患者さんと家族には，院内での盗難への注意を促しましょう．原則としては，患者さんと家族に貴重品を所持しない，病（医）院への支払日が近づいても請求書がくるまでは，お金は準備しないようにお話ししましょう．外来患者さんにも，手荷物から目や手を離さないよう呼びかけます．院内での盗難は，少なくありませんので注意する必要があります．

✄看護師・薬剤師

> **お薬にアレルギーはありますか？**
> **また，食べ物や飲み物でアレルギーの既往はありますか？**
> ⬇
> **お薬，特に乳酸菌製剤，下痢止め，抗生物質，ピリン系のお薬，**
> **ワクチンなどにアレルギーはありますか？**
> **また，食べ物・飲み物，特に牛乳，牛肉，豚肉，**
> **鶏の卵や肉などにアレルギーの既往はありますか？**

- アレルギーの確認は，大変重要です．食物成分を含有する薬剤は数多くありますが，特に乳酸菌製剤，止瀉薬（下痢止め），抗菌薬（抗生物質），ワクチンなどでは食物由来の成分が含有されているものが多いので，注意が必要です．食物全般について，アレルギーの問診を必ず行います．特に，牛乳，牛肉，豚肉，鶏卵，鶏肉などに対するアレルギーのヒトが多いので，これまで変わったことがなかったか（既往歴）についてお聞きしましょう．少しくどいですが具体的に食べ物や飲み物をあげて確認しましょう．

> お薬ができました．名前と生年月日は？
> はい，薬を確認してください．
> ⬇
> お薬ができました．お名前と生年月日を教えてください．
> では，お薬の内容と飲み方，服薬日数などをご確認ください．

- 院内薬局で薬を患者さんに渡すときにも，名前と生年月日を確認し，薬の内容を一度確認したのち帰宅していただくようにします．

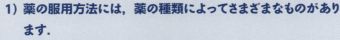

1) 薬の服用方法には，薬の種類によってさまざまなものがあります．
   - 食前：食事をする約30分前に服薬
   - 食直前：食事をする直前に服薬
   - 食直後：食事をした直後に服薬
   - 食後：食事をした約30分以内に服薬
   - 食間：食事と食事の間，つまり食事後約2時間で服薬
   - その他：服薬後30分は横にならない，飲食を避ける，他の薬を経口摂取してはならないといった薬剤もあります．

2) 院内では，各職種によるさまざまな指導・教育を行っています．
   - 栄養指導

   担当：管理栄養士

   簡単には栄養知識を患者さん・家族に伝えることですが，食生活の具体的な指導・援助を行い健康の維持・増進を図ろうとする活動です．集団指導と個人指導があります．

   - 栄養サポートチーム（nutrition support team: NST）

   担当：医師，看護師，管理栄養士，薬剤師，臨床検査技師など．

   NSTとは，職域の壁をこえて，栄養サポートを実施する多職種チーム（集団）です．

Chapter 2

> ・服薬指導
> 担当：薬剤師
> 薬剤師法第25条の2に義務として定められています．薬効が過剰あるいは不十分では，患者さんの病態を悪化させる可能性がありますので，薬剤師は処方薬の薬効と服薬方法，服薬の意義についてわかりやすく説明することを服薬指導と言います．
> ・糖尿病学級（教室）
> 担当：医師，看護師，管理栄養士，薬剤師，臨床検査技師など
> ・腎臓病学級（教室）
> 担当：医師・管理栄養士・薬剤師など
> ・肝臓病学級（教室）
> 担当：医師・管理栄養士・薬剤師など
> これらの疾患についての診断と治療に関する理解を深めるために，集団や個人レベルで指導を行っています．

職種を問わず，注意したい敬語表現一般

▶ 目上の人に間違って使ってしまいがちなフレーズ

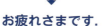

ご苦労さまです．
↓
お疲れさまです．

- 「ご苦労さまです」は，目下のヒトに対して用いる言葉で「お疲れさまです」が適切です．最近「お疲れさまです」は，朝夕を問わず廊下や病棟などいろんなところで誰とでも気軽に挨拶として使っています．しかし，目上のヒトに「お疲れさまでございます」と言っ

診療現場での接遇マナー・コミュニケーションスキルと会話実例

たら，不快な表情を浮かべたヒトもいらっしゃいましたので注意が必要です．「おはようございます（午前１１時ころまで）」「こんにちは」「こんばんは」を使い分けるのがよろしいと思います．

いつもお世話さまです．
↓
いつもお世話になっております．

- 「お世話さまです」は，「ご苦労さまです」と同じような使い方で，目上のヒトには用いるべきはでない表現とされています．「いつもお世話になっております」が適切です．

しばらくぶりです．
↓
「お久しぶりです」　または，「ご無沙汰しておりました」

- 「しばらくぶりです」は，同僚や目下に対して用いる表現です．「お久しぶりです」であれば，相手の立場に関係なく用いられる表現ですので，失礼にまではあたりません．しかし，敬意を表すうえでは，「ご無沙汰しておりました」を用いるようにしましょう．

了解しました．
↓
「承知しました」　または，「かしこまりました」

- 「了解しました」は，敬意のないフランクな表現です．よく目下のヒトには使っていますが，目上のヒトには敬意をもって「承知しました」または，「かしこまりました」を用いるようにしましょう．

Chapter 2

> **ご一緒します．**
>
> **お供させていただきます．**

- 「ご一緒」という言葉は，対等な関係で使われるものです．目上のヒトから「一緒にいくか？」と誘われたときは，「お供させていただきます」が正しい表現とされています．

> **大変参考になりました．**
>
> **大変勉強になりました．**

- 「参考」という言葉は，"自分の考えを決めるときの足しにする"といった表現です．目上のヒトに対しては，「大変勉強になりました」を用いるようにしましょう．

> **すいません．**
>
> **「ありがとうございます」または，「申し訳ございません」**

- 「すいません」は「すみません」の口語として定着したため，目上のヒトに用いるには失礼な表現です．この言葉には感謝と謝罪の2つの意味が込められているため，きちんと「ありがとうございます」か，「申し訳ございません」と伝えるのが正式です．一度「すいません」と言ったら，完全に謝罪したと捉えられることもあり，使うことさえ禁忌とすることもあります．
- 挨拶の場合の〝すいません″：「どうも」「ども！」「どーも」 ➡ 「こんにちは」などの意味

診療現場での接遇マナー・
コミュニケーションスキルと会話実例

- お礼の場合の〝すいません〟:「どうも」 ➡ 「ありがとうございます」
の意味

> **わが病院・わがクリニック**
> ↓
> **当病院・当クリニック**

- わが病院（クリニック）は，社内・病院（クリニック）内で叱咤激
励するときなどに使われる言葉であり，外向けに使ってしまうと偉
そうな印象を与えてしまいます．「当院，当クリニック」が正しい
と思います．それぞれ場面に応じて使い分けましょう．

> **なるほどですね.**
> ↓
> **おっしゃるとおりです.**

- もともとが「なるほど，そうですね」であり，その省略形です．ま
た，「なるほど」自体が目下のヒトに対して使うものです．目上の
ヒトには，「おっしゃるとおりです」などの言い回しにしましょう．
「なるほど，そうですね」よりも丁寧です．

> **おわかりいただけたでしょうか？**
> ↓
> **ご理解いただけたでしょうか？**

- 「おわかりいただけたでしょうか？」は，「わかりましたか？」とい
う意味になり，目上のヒトに使うには失礼な表現です．「ご理解い
ただけたでしょうか？」などを用いるようにしてください．

Chapter 2

▶ 間違ってしまいがちな敬語

> 私には役不足です．
>
> 私には「力不足」または，「力量不足」です．

- 「役不足」は，自分の実力よりも役目が軽いこと，与えられた役目に満足できないことを意味します．自分自身の能力が足りないという意味では，「力不足」もしくは「力量不足」と言わなければなりません．

> 本当ですか？
> ↓
> そうなんですか？

- 「本当ですか？」は，相手を信用していない感じがするので好ましい表現ではないとされています．「はあ？」「は？」「ホントっすか？」「マジっすか？」なども使用しないようにしましょう．

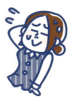

> させていただいております．
>
> しております．

- 「させていただきます」は，基本的には「自分のすることが相手に良い影響を与えるとき」か，「相手の許可が必要なとき」にのみ使える表現とされています．「～いただいております」も同様で，例えば休診のお知らせなどの相手が頼んだわけでもない場面での使用は，失礼な印象を与えてしまうこともあります．「しております」が適切です．

休診の場合：「休診させていただいております」ではなく，「休診しております」としましょう．

- 「この度，大学を卒業させていただきました」➡「この度，大学を卒業いたしました」．
- 「させていただく」は，許可を得ているという意味です．直接関係のない第三者への報告には使いません．
- 「田村課長は，本日は休みをいただいております」➡「課長の田村は，本日休みを取っております」．
  「いただく」では，自らの病院（クリニック）に対しての敬意の表現です．

> **明日には診断書は出来上がりますんで**
> ➡
> **明日には診断書は出来上がりますので**

- 「ますんで」は，軽い印象を与える普段語です．

> **昨日入院したあの患者がね**
> ➡
> **昨日入院されたあの患者さんがね**

- 一時，患者様という言い方が流行りましたが，「様」をつける言い方はやりすぎとの意見もあります．病院（クリニック）内で統一されていればどちらでも問題はないのですが，最近は「患者さん」という表現に戻っています．

Chapter 2

▶ 二重敬語の使用や謙譲語の問題から敬意の対象が不明確になってしまった言葉や表現

> 申されていました．
>
> おっしゃっていました．

> ご拝受いただければ幸いです．
>
> お受け取りいただければ幸いです．

> 拝見させていただきました．
> ⬇
> 拝見しました．

> 瀬川部長，拝見されましたか？
> ⬇
> 「瀬川部長，目を通していただけましたか？」
> または，
> 「ご覧になりましたか？」

- 「拝」という表現自体が，"つつしんで"，というような意味をもつ謙譲語なので，相手の行為に対して使うのは間違いとされています．

> 佐山看護部長，お客様がお越しになられました．
>
> 佐山看護部長，お客様が「いらっしゃいました」
> または，「お見えになりました」

> 黒木理事長，川田様が参られています．
> ⬇
> 黒木理事長，川田様がお見えです．

- これも謙譲語の「参る」を相手に使ってしまっている例です．

> あなたが申されたように
> ⬇
> あなたがおっしゃいましたように

- 「申す」は，謙譲語です．言うの尊敬語は，「おっしゃる」です．

> あの件についてうかがっていますか？
> ⬇
> あの件についてお聞きになりましたか？

- 聞くの尊敬語は，「お聞きになる」です．

> おられますか？
> ⬇
> いらっしゃいますか？

- 「おる」は，自分自身がへりくだるときの表現です．

> 荒川薬局長にも申し上げておきます．
> ⬇
> 荒川薬局長にも申し伝えておきます．

- 院外のヒトに対して，自分の上司を持ち上げる表現は使わないよう

Chapter 2

にしましょう.「私の上司である薬局長の荒川をご紹介いたします」は,正しい表現です.

> 永田部長は,外出されています.
> ⬇
> 部長の永田は,外出しております.

> 明日の委員会には,この資料をご持参ください.
> ⬇
> 明日の委員会には,この資料をお持ちになってください.

- 「持参」は謙譲語になるので,相手への用法としては使えません.

> 伊東課長,お客様をお連れしました.
> ⬇
> 「伊東課長,お客様をご案内いたしました.」
> または,
> 「お客様がお見えになりました.」

- 「お連れしました」ではお客様ではなく,その報告相手に対して敬意を払っていることになります.

> ご注意してください.
> ⬇
> ご注意ください.

> おっしゃられる通りだと思います.
> ⬇
> おっしゃる通りだと思います.

- おっしゃるだけで尊敬語ですので，「られる」をつけると二重敬語です．

> 加藤様がそうおっしゃられました．
> ⬇
> 加藤様がそうおっしゃいました．

> さすがお上手ですね．
> ⬇
> 素晴らしいですね．

- 「さすがお上手ですね」は，上から目線の言い方になる恐れがあります．

> 白井院長の頑張りのおかげです．
> ⬇
> 白井院長のご尽力のおかげです．

- 「頑張り」には尊大なニュアンスがあると言われています．ご尽力は，尊敬語です．

> 大変感心いたしました．
> ⬇
> 大変感銘を受けました．

- 「感心する」は，自分が相手の行動に評価を下しているという印象を与えます．

Chapter 2

> なんていうか
> ↓
> なんと言ったらよいか．なんと申しましょうか

- 「なんていうか」は，仲間内のみに許される言葉です．

> 出来ません．
> ↓
> いたしかねます．

> 一緒に参りましょう．
> ↓
> 「お伴いたします」または，「ご案内いたします」

- 「参る」は謙譲語なので，誘った相手も一緒にへりくだる表現となってしまいます．

> どこへ参られますか？
> ↓
> 「どこへいらっしゃいますか？」または，「どこへ行かれますか？」

診療現場での接遇マナー・
コミュニケーションスキルと会話実例

まとめ

- □ 接遇の基本は，身だしなみ（清潔）と挨拶（コミュニケーションの第一歩），表情（患者さんへの安心感）です．
- □ 身だしなみでは，高価な新しいものをそろえるのではなく，清潔で患者さんや家族に不快感を与えないことを重視しています．
- □ 患者さん・家族に不快な感情をもたれないように，言葉遣いにいつも気をつけています．
- □ 多くの患者さんのなかには，大きな声で暴言をはいたり，暴力をふるうヒト（モンスターペイシェント）もいらっしゃいます．ときには，医師・看護師を殺害するような事件も耳にします．セクハラ患者さんもおられます．こうした事件をなくすことは，医療安全につながります．
- □ 患者さん・家族にも病（医）院のルールを守っていただき，医療スタッフとともに取り組むことが必須です．モンスターペイシェントに対し，専門に対応する医療スタッフ（責任者）を用意している医療施設もあります．

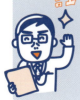

注

待ち時間対策：長い待ち時間は，大きな課題です．実際，病（医）院の受診から会計終了，薬剤を受け取るまでには，かなりの時間がかかります．訪れた各々の部署で要した時間は短いとしても，それらを合わせると長時間に及ぶことになります．待ち時間対策では，医師の予約時間の厳守や各部署での時間の短縮化（速やかな対応など），担当人員の適正配置，患者さん・家族の協力が必要です．

臨床検査室での採血・採尿，心電図検査や薬剤部での薬の受け渡しに患者さんが集中してしまうことがあります．そうした時間帯では，他部署からのサポートによる検査技師や薬剤師の増員などの工夫が必要です．

Chapter 3
医療安全に必要

インシデント（ヒヤリ・ハット）からアクシデント

「私、失敗しないので！」と言いたいところですが、ヒトはみな大なり小なり失敗をします．ヒヤリ・ハットから軽微な事故・災害へ、そして重大事故へと繋がっていきます（ハインリッヒの法則）．ヒヤリ・ハットの段階で重大事故の芽を摘んでしまうことが重要です．（➡ p.52）

ハードエラー：アクシデントに陥りやすい装置・器具

装置・器具などの適切な配置，電気やガスの整備，上・下水道の整備などを常に行うことが大切です．定期的な点検が求められます．バリアフリーの施設を目指したいものです．緊急時の退避のために，通路や非常口には物を置かないようにします．（➡ p.52）

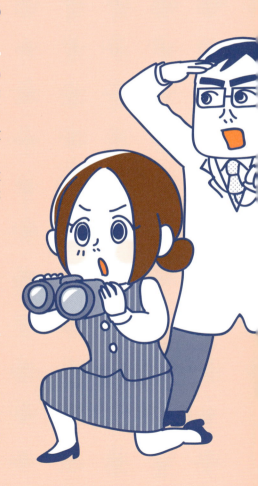

なものは？

ソフトエラー：ヒューマンエラー

常に健康の維持に気をつけましょう．ヒューマンエラーをなくすには，十分な睡眠・休息・食事がとても大切です．出勤前の家族との小さないざこざや，仲間とのちょっとした言い争いが，アクシデントの引き金になることがあります．（→ p.52）

院内感染

院内感染対策への関心が求められます．手洗いやうがいの励行，適切な爪切り，勤務中のピアス・時計・指輪外しなどを心がけましょう．手指消毒薬の使用量が多いほど院内感染の頻度は低いと言われています．（→ p.53）

スタンダードプリコーション（標準予防策）

「すべての血液，体液，分泌物，汗以外の皮膚からの分泌物，損傷のある皮膚・粘膜は，伝染性の感染性病原体を含む可能性がある」という原則から標準予防策がとられています．感染予防と感染の拡大阻止を目的としています．（→ p.55）

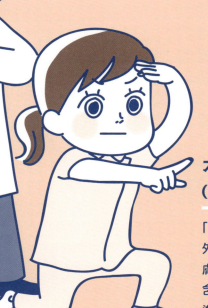

Chapter 3

1 ハインリッヒの法則とは？

　ハインリッヒの法則は，ハーバード・ウイリアム・ハインリッヒ先生が 1929 年に発表した労働災害における経験則（実際に経験された事柄から見出される法則）の 1 つです．1 つの重大事故の背後には 29 の軽微な事故・災害があり，その背景には 300 の異常（ヒヤリ・ハット）が存在すると言われています．したがって，医療現場ではインシデント（ヒヤリ・ハット）からアクシデント（医療事故）へ進まないようにヒヤリ・ハットの段階で対処することが必須です．

　現在，危機管理（risk management）という言葉を耳にしますが，医療安全は診療行為のなかで欠くことができない最重点項目になっています．医療安全で大切な点は，まずハード面での解決です．特にアクシデントに陥りやすいような装置・器具などの配置場所は変更し，それらに問題が起きないように定期的に整備することが重要です．装置・器具が古くなってヒヤリ・ハットが出てくるようになったら，直ちに取り替えるべきです．電気やガス，上・下水道などに不備がでないよう確認することも重要です．お年寄りや体の不自由なヒトのために通路に物を置いていたり，障害物があってはいけません．また，バリアフリーの施設を目指したいものです．

　ソフト面では，医師・看護師や医療スタッフの説明不足や未熟さが医療安全上重大な問題になってきますので，コミュニケーションスキルの向上が大切です．気の持ちようが仕事に大きな問題を投げかける「ヒューマンエラー」がありますので，心身の健康の維持に気をつけましょう．それには，十分な睡眠・休息・食事がとても重要です．

▶ 間違いや失敗のない職場を上司との取り組みで！
①**上司側の対応**：システムの改良（指示系統の整備）や目標・目的

医療安全に必要なもの

の的確な提示，締め切り（期限）の設定，会議の効率化（結果報告と理解度の評価）を図り，ヒトを生かしましょう．一生懸命勤務・努力しているヒトを褒めることで，やる気を引き出す（高める）ことが大切です．また，評価には感情（好き嫌い）によらない客観性が求められます．

②**職員（受け手）側の対応**：正しい理解とダブルチェック・指さし・声出しの励行が大切です．「この仕事は，上司からやらされている」と思うのではなく，自らの仕事と捉えいつも前向き（積極的）に取り組む姿勢が大切です．

③**相互協力**：上司と職員がともに協力して医療にあたることが重要で，「お互いに，ありがとう！」という感謝の気持ちをもちたいものです．具体的には，朝礼・挨拶の励行，仕事場の整理整頓，効率的就業での残業時間の短縮，働きやすい環境作りなどが大切です．

2 院内感染対策とは？

医療安全には感染予防が必須事項ですが，清潔と不潔の一般的概念を知ることが大切です．医師・看護師・医療スタッフは，院内感染対策に関心をもち手洗いやうがいの励行，適切な爪切り，勤務中のピアス・時計・指輪の取り外しなどの些細なことから取り組みましょう．

感染は，以下の2つの意味に分けられます．

①感染防御的な意味は？

清潔とは，感染が成立するだけの病原微生物がいない状態であり，不潔は病原微生物が生存している状態と言えます．院内では要求される感染防御の水準（手術室の清潔度レベル等）により，清潔・不潔の基準も変わります．患者さん・家族・職員の感染予防とそこからの伝播には，十分気をつけなくてはなりません．

Chapter 3

②感染に対する感覚・心情的意味は？

無菌状態の尿は，感染防御的には清潔（以前，飲尿療法がありました）ですが，気持ちとしては不潔と感じます．この場合，清潔・不潔は主観的な"気持ちの問題"と言えます．

●院内感染（hospital-acquired infection）とは？

院内感染とは，病院（クリニック）や医療機関内で新たに細菌やウイルスなどの感染病原体に感染することを言います．特に，薬剤（抗生物質など）耐性の病原体や日和見感染によるものが多いと思います．病（医）院には，さまざまな病原体が集まり薬剤耐性菌も多く生息しており，感染を引き起こしやすい場所と言えます．わが国では，ごく軽い風邪などの感染症に対しても抗生物質（抗菌薬）を長期間・頻回に投与する傾向にあったため，薬剤耐性をきたすケースが多くみられました．また，病気そのものや免疫抑制薬の服用などにより免疫力（抵抗力）が低下した患者さんも多くいらっしゃいます．

院内感染経路には，①接触感染，②経口感染，③飛沫感染，④空気感染，⑤血液感染，⑥手術や処置による感染（カテーテル，プラスチック製人工弁，体内留置の医療器具・生体製剤など）があります．外来診療室の待合室での院内感染の予防を徹底します．インフルエンザやおたふく風邪，百日咳，流行性角結膜炎などの流行時には，発熱や咳などの症状がみられる患者さんは，他の患者さんと接触しないように工夫する必要があります．患者さん・家族には，帰宅後の手洗いやうがいの励行を勧めましょう．

医療機関では，専門の部門や感染抑制チームなどを作り，インフェクション・コントロール・ナース（感染管理看護師）を中心にこれらの経路のどこを抑えるかを常に考え，院内感染の発生防止に努めています．医療施設における医療スタッフの手指消毒に速効性手指消毒薬（ウエルパス，ヒビソフトなど）が使われています．手指消毒薬の使用量が多い施設ほど，院内感染の頻度が低いと言われています．

医療安全に必要なもの

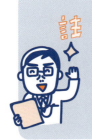

インフェクション・コントロール・ナース（感染管理看護師）とは，主に病院などの医療機関に所属し，医師や薬剤師などと院内感染対策チームや委員会をつくり，日常の看護業務や院内感染の防止などの感染症対策を行う看護師のことです．感染症対策看護師，感染制御看護師とも呼ばれています．

● スタンダードプリコーション（標準予防策）とは？

　スタンダードプリコーション (standard precaution) とは，感染病原体（細菌やウイルス，真菌，原虫，クラミジア，寄生虫など）の存在が疑われるか否かに関わらず，すべてのヒトに分け隔てなく行う感染予防策（標準予防策）を言います．これは，「すべての血液，体液，分泌物，汗以外の皮膚からの分泌物，損傷のある皮膚・粘膜は，伝染性の感染性病原体を含む可能性がある」という原則に基づいています．救急処置室での処置では，標準予防策としてディスポーザブルの手袋，マスク，ゴーグル，ガウンなどの個人防護具（personal protective equipment：PPE）を使用します 表4．PPE 使用の目的は，患者さん・家族への感染予防と医療スタッフへの曝露の予防です．後者の場合は，特に血液・体液への曝露の危険性を考慮して

表4 ● 検体と使用する個人防護具（PPE）の選択

血液・体液
1）手に触れる可能性あり―――手袋
2）口・鼻に入る可能性あり――マスク
3）眼に入る可能性あり―――ゴーグル
　　　　　　　　　　　　　　　フェイスシールドマスク
4）衣服につく可能性あり――ビニールエプロン
　　　　　　　　　　　　　　　ガウン

Chapter 3

選択し，装着することが重要です．手洗いが最も重要な感染予防と言われています．医療スタッフにとって針刺し事故が起きやすい注射針のリキャップ (recap) は禁止します．リキャップとは，注射器から一度はずしたキャップ（蓋）を，使用後の針先に再び戻す（装着する）ことです．やむをえずリキャップする必要がある場合には，キャップをテーブルに置き注射針で引っかけるようにして片手でキャップをかぶせます．その際，キャップの先端をおさえると針がキャップをつきぬけることがあり，きわめて危険です．必ず直視下で，キャップの根元をつかんでリキャップします．翼状針も含めて，誤刺防止機能のついたものが市販されており，これらを利用する方法もあります．また，携帯用針捨てボックスを活用しましょう．感染症および感染対策にかかわる各種ガイドラインや各施設の感染予防マニュアルなどを参考にします．

▶ スタンダードプリコーション（標準予防策）：10 の原則

1. 手指の衛生：1 作業 1 手洗い
2. 呼吸器の衛生：マスク，咳エチケットなど
3. 環境の維持管理：トイレ，階段，廊下，手すりなど
4. 個人防護具 (PPE) の適正な使用
5. 患者さんの適切なベッド配置：病棟，ICU，血液透析室など
6. 安全な注射手技：注射針のリキャップ禁止
7. 腰椎穿刺における感染制御手技
8. 患者さんに使用した機材（医療廃棄物，感染性廃棄物）の適切な取り扱い
9. リネン類の適切な取り扱い
10. 従業員の安全

3 火災・大震災時の対策は？

院内での火災や地震・台風などの震災は，いつ起こるか誰にもわ

医療安全に必要なもの

かりません．非常口やスプリンクラーの定期的点検が必須です．非常口近くに荷物が置いてあり，素早く避難することができずに患者さんが亡くなった事例も耳にしています．また，大震災・台風時の避難方法についても定期的に訓練しておきましょう．また，外来受診の患者さんや家族にも非常口の位置や大震災時の避難方法について，周知徹底することが大切です．

まとめ

□ 患者さん・家族の医療に対する想いは，安全で安心な医療を受けること，ご自身の病気について納得したいことだと理解しています．

□ 医療現場ではインシデント（ヒヤリ・ハット）の段階で対処することが重要ですので，インシデントからアクシデント（医療事故）へ進まないように努めています．

□ 間違いや失敗のない職場を作るには，スタッフの良好な人間関係と情報の共有が重要であり，「挨拶」「礼儀」を基本に取り組んでいます．

□ 院内での火災・大震災では，職員の指示に従って避難していただきますが，院内放送などに注意してください．また，日ごろから非常口などをご確認ください．

注

病（医）院内には，癒し・ゆとりのスペースと備品が必要です．玄関にペッパー君などのロボットを置いて，院内を紹介している施設も出てきました．待ち時間中にみることのできる TV，ビデオ，雑誌を備えておくことも大切です．また，季節感豊かなお雛様や鯉のぼりなども用意しますが，いずれも消毒や火災・大震災時に問題が起こらないように注意しましょう．

Chapter 4
患者さんに上手へのかかり方を

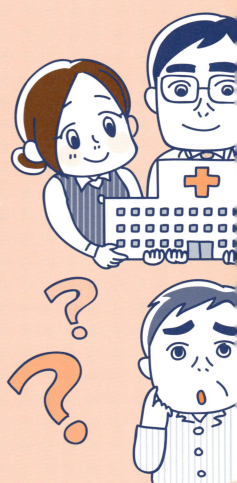

医師の目からみた診やすい患者さん

今，1番気になっていることは何かを順序立てて医師に聞くこと（質問）が第1です．"聞きたいことをきちんとまとめてお話しの出来る方"が，医師にとって診やすい患者さんと言えます．（➡ p.60）

な医療機関
伝えるには？

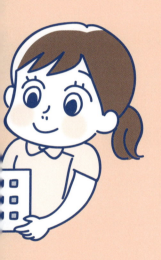

医師に話したいことの時系列的まとめ

その症状はいつからか？その経過は，急なものか，ゆっくりしたものか？これまでも同じような症状はなかったのか？などについて，まとめましょう．病院（クリニック）を受診する前に，医師に話したいことを時間を追って紙に書いて持参することをお勧めします．拙著「医師の想い - 富さんの診療余話 -，光原社，2016」をご覧ください．（➡ p.60）

医師の目からみたてこずる患者さん

症状の変化と時間の経過などを前後してバラバラに話したり，話が次々と飛んでしまう方は，医師にとってとても診にくい患者さんです．しかし，医師の前では緊張してうまく話せない方も多くいらっしゃるので，医師もゆったりした話しやすい雰囲気を作ることがとても大切です．（➡ p.60）

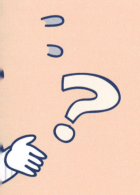

Chapter 4

　患者さんがより良い診療を受けることのできる方法が，いろいろ紹介されています．医師の目からみた診やすい患者さんは，「きちんとまとめてお話の出来る方」です．逆にてこずる患者さんは，症状の変化と時間の経過などを前後してバラバラに話す方，話が次々と飛んでしまう方です．病院（クリニック）を「受診・初診する前に，医師に話したいことを時間を追って紙に書いて持参する」ことをお勧めします．看護師や医療スタッフには，こうした上手な医療機関へのかかり方を患者さんや家族に伝えてほしいと思っています．また，患者さん・家族にも理解していただきたいと思います．

上手な医療機関へのかかり方

▶ 今，一番問題になっていることは何か？

- その症状は，いつ頃から出てきたのか？　急に出てきたのか？
- ゆっくり出てきたのか？
- その症状の期間・経過（推移・変化）は？
- その症状に伴う他の症状はないのか？
- これまで今回と同じような症状・所見はみられなかったのか？また，誰かに指摘されたことはなかったのか？
- これまで医療機関を受診・入院されたことはなかったのか？
- 女性では，妊娠・出産のときに問題はなかったのか？
- 家族に同じような問題はなかったのか？
- 職業，仕事の内容，飲酒歴，喫煙歴，常用しているお薬やサプリメントは？（初診・受診時には，お薬手帳や血圧手帳などを持参しましょう．）

（富野康日己．医師の想い－富さんの診療余話－．光原社．2016 より一部改変）

患者さんに上手な医療機関への
かかり方を伝えるには？

- □ 各病（医）院では，「患者さんの声」として，ハード面・ソフト面でのご意見をいただいています．その声で指摘された部署やスタッフにはフィードバックし，文書で返答してもらいます．
- □ かなり厳しい声もありますが，患者さん・家族からのご批判（評価）を真摯に受け止め，病（医）院の改善のために生かしていきたいと思います．
- □ なかには，どう考えても理不尽な要求と思われる意見やクレームがあります．その際には，面談などを行って傾聴のうえ問題を解決することが大切です．

● 参考文献
1) 高野　登．リッツ・カールトンが大切にするサービスを超える瞬間．東京：かんき出版；2005．
2) 医療社団法人松和会池上総合病院．診療のご案内．
3) 鶴岡克人．えっ!?　この病院大丈夫？…とおもわれないための処方箋　今すぐチェック！　医療機関の「よくある間違い敬語」．ポジテン．com．2015．
4) LIG ブログ編集部．間違えやすいビジネス敬語の実例 50 選〔模範解答付き〕．2015．
5) プロフェッショナル受付スタッフの育て方．CLINIC BAMBOO．2011；5．日本医療企画．
6) 医療経営情報レポート（WEB）
7) WOMAN SMART．NIKKEI STYLE．
8) 富野康日己．医師の想い－富さんの診療余話－．光原社．2016．
9) ANA ラーニング株式会社監修．接遇の達人　ANA が明かす 21 世紀型デキる男のビジネスマナー．東京：小学館；2011．
10) 榊原陽子．医療機関のホスピタリティ・マネージメント．東京：中外医学社；2016．

Chapter 5 English

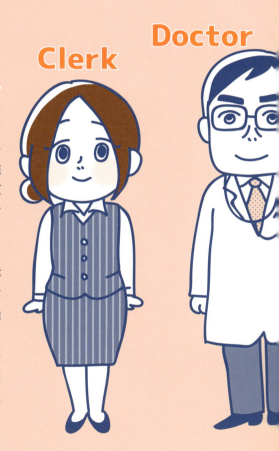

外国人観光客数と英語

日本を訪れる外国人客数が増えていると言われています．2011年は，東日本大震災の影響で6,218,752人でしたが，2017年では28,691,000人（推計値）まで増えています*．今後，東京オリンピック・パラリンピックに向け益々増えてくるものと考えられます．日本へは，英語圏の国々よりも中国，韓国，台湾，香港からの訪問者が全体の74.2％（2017年）を示していますが**，残念ながら私たちは中国語や韓国語を流暢に話すことはできません．しかし，アジア諸国の人たちも英語をよく話しますし，英語は国際的に通用する言葉と思われますので，私たちは英会話を克服しなければなりません．

*, **：〔日本政府観光局（JNTO）〕

conversation

Nurse

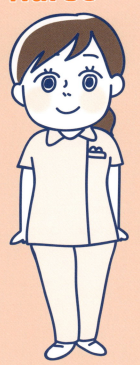

English conversation（英会話）

本 Chapter では，ベトナムからの1人の患者さんが病院の初診受付を訪れ，病院の診察券をつくり診察を受け，会計を済ますまでを簡単にまとめています．実際の現場では，ジェスチャーや紙に書いて説明するなどしながら，診察に当たりましょう．どの国の方であれ，「おもてなし」の心をもって接したいものです．

Chapter 5

At the Registration Counter: for Treatment
受付にて：治療

···**1**···

(Patient)　　　Where is the registration counter (window, desk) for a first visit?

（患者）　　　初診受付（窓口）はどこですか？

(Clerk A)　　　This is the registration counter (window, desk). (This is the Patient Support Center.)

（事務職員 A）　こちらが，初診受付（窓口）です．
　　　　　　　（こちらが，患者様支援センターです）

(Patient)　　　Thank you.

（患者）　　　ありがとうございます．

···**2**···

(Clerk B)　　　Hello! May I help you? My name is Taro Tokai, a clerk in the Medical Division Office. What is your name?

（事務職員 B）　こんにちは．何かお手伝いしましょうか？
　　　　　　　私は，医事課事務の東海太郎と言います．
　　　　　　　お名前は，何とおっしゃいますか？

(Patient)　　　Oh! My name is Nguyen Tat Thang.

（患者）　　　はい．私は，ヌギュエン　タットタンです．

English conversation

••• 3 •••

(Clerk B) Can you speak Japanese?
(事務職員 B) あなたは，日本語を話せますか？

(Patient) No, I can't speak Japanese.
　　　　　(or, I can speak a little.)
(患者) いいえ，日本語は話せません
　　　（ほんの少しですが，話せます）

••• 4 •••

(Clerk B) May I ask where you are from?
(or, Which country are you from?)
(事務職員 B) どこの国の方ですか？

(Patient) I am from Vietnam.
(患者) ベトナムから来ました．

••• 5 •••

(Clerk B) Did someone recommend this hospital to you?
(or, Do you have a letter of recommendation for this hospital?)
(事務職員 B) どなたかのご紹介ですか？

(Patient) Yes. This is an introduction letter from a clinic in Vietnam. / No, I don't have an introduction letter.

Chapter 5

（患者） はい．ベトナムのクリニックからの紹介状です /
いいえ，紹介状はもっていません．

・・・6・・・

(Clerk B) What is the trouble? or, What brought you
here?
In which department (division) do you want
to have a checkup?

（事務職員 B） どういたしましたか？
どの診療科を受診したいですか？

(Patient) I can't explain exactly (precisely). Please read
this introduction letter regarding my disease
(sickness).
I want to have a checkup in the Internal
Medicine (Surgery) department. (or, I want to
have a second opinion by the specialist in the
Internal Medicine (Surgery) department.)

（患者） うまく説明できません．
詳しいことはこの紹介状をお読みください．
内科（外科）を受診したいです．（内科あるいは，外
科の専門医によるセカンドオピニオン外来を受診し
たいです．）

・・・7・・・

(Clerk B) Please let me see your health insurance card
and ID card for this hospital.

English conversation

(事務職員 B)	保険証と当院の診察券（ＩＤカード）を見せてください.
(Patient)	This is my insurance card, but I don't have an ID card for this hospital.
*Patient:	Oh! I don't have an insurance card.
(患者)	これが，保険証です．でも，この病院の診察券はありません.
*(患者)	オウ！保険証を持っていません.
(Clerk B)	Oh! I see. To make an ID card, please write your name, birthday, home address, and telephone number on this form (Table 5). If possible, please write in Japanese.
(事務職員 B)	はい，わかりました．では，診察券を作りますので，この用紙 表5 にお名前，生年月日，ご住所，電話番号を記入してください．できれば，日本語でお書きください.
(Patient)	OK! I see, but I can't write it in Japanese.
(患者)	はい，わかりました．でも，日本語では書けません.
(Clerk B)	I see. Then please write it in English.
(事務職員 B)	はい．では，英語でお書きください.
Clerk B:	I see. Today, you will have to pay 150% (1.5 times) the final charge since you don't have a health insurance card. Is it OK? (In a traffic accident, you will have to pay 200% (2 times)

67 *page*

JCOPY 498-04856

Chapter 5

the final charge since you cannot use your health insurance card. Is it OK?)

(事務職員 B)　わかりました．今日は，実費の 1.5 倍のお支払いになります．よろしいですか？（交通事故の場合は，保険証が使えませんので，実費の 2 倍のお支払いになります．よろしいですか？）

(Clerk B)　If you have an Overseas Travel Accident Insurance Claim Form, please show it to me.

(事務職員 B)　もし，海外旅行保険金請求書をお持ちでしたら，見せてください．

(Patient)　Here you are. (or, I do not have any insurance claim form.)

(患者)　はい，これです．（持っていません．）

(Clerk B)　After the consultation, the doctor will fill out this Attending Physician's Statement and give it to you in return.　Please send this statement to the insurance company in your home country.

(事務職員 B)　診察終了後に，医師がこの診断書に記入してお渡しします．お国に戻られましたら，この請求書を保険会社にお渡しください．

(Patient)　Okay! Thank you very much.

(患者)　はい，ありがとうございます．

English conversation

···8···

(Clerk B) Please write down any conditions you might have, such as chief complaints, your past history, your history with this disease, any allergies for drugs and/or foods, any recent medicines you have taken, and (if female, any possibility of pregnancy) (Tables 6, 7 and 8).

(事務職員 B) あなたの病状，例えば主な症状，既往歴，今回受診のきっかけとなった疾患の経過，薬や食べ物に対するアレルギー，現在服用中のお薬，（女性の場合は妊娠の可能性）などをご記入ください 表6，7，8 .

(Patient) Yes. I will.
(患者) はい．わかりました．

(Clerk B) Please fill out this questionnaire in English.
(事務職員 B) 問診表に英語で記入してください．

(Patient) Okay. I got it.
(患者) はい．わかりました．

···9···

(Clerk B) Right. I have prepared your ID card, and I will take you to the outpatient clinic for Internal Medicine (Surgery etc.).

(事務職員 B) はい．では，診察券ができましたので，内科（外科等）診察室に参りましょう．

Chapter 5

(Patient)　Okay. Thank you very much.
（患者）はい．ありがとうございます．

At an Outpatient Clinic:
外来診察室にて

(Clerk C)　　Can I have your name and date of birth?
（事務職員 C）　お名前は？　あなたのお誕生日を教えてください．

(Patient)　　My name is Nguyen Tat Thang. My birthday is August 29th, 1949.
（患者）　　私は，ヌギュエン　タットタンです．私の誕生日は，1949 年 8 月 29 日です．

After Examination, Diagnosis, and Treatment by Medical Staff:
診察終了後

(Clerk D)　　Today's consultation is finished. Please go to the payment counter with this paper on the first floor (or on the second floor).
（事務職員 D）　今日の診察は終わりました．この書類を持って 1 階（または，2 階）の会計事務カウンターに行ってください．
(Patient)　　Yes. I will go.
（患者）　　はい，参ります．

page 70

English conversation

At the Payment Counter:
支払い

... 1 ...

(Patient)
(患者)
Hello! Thank you for today's consultation.
こんにちは．今日の診療ありがとうございました．

(Clerk E)
(事務職員 E)
Can I have your name and date of birth?
お名前は？　あなたのお誕生日を教えてください．

(Patient)

(患者)
My name is Nguyen Tat Thang. My birthday is August 29th, 1949.
私は，ヌギュエン　タットタンです．私の誕生日は，1949 年 8 月 29 日です．

... 2 ...

(Clerk E)

(事務職員 E)
Please show me your health insurance card and your ID card for this hospital. I will calculate your consultation fee (charge) soon. Please wait a couple of minutes.
どうぞ，保険証と診察券 ID カードを見せてください．料金をすぐに計算しますので，少々お待ちください．

(Patient)
(患者)
OK! Thank you very much.
はい．ありがとうございます．

Chapter 5

···3···

(Clerk E) Your charges are written here on this bill. Please pay them using the automatic machine over there (or, here.)
You can pay your consultation fee using the automatic machine after the appearance of your number on this display.
*How much of the deposit can you pay today? Please fill out this commitment form.

（事務職員 E） これが請求書にある料金です．どうぞ，そこにある自動支払い装置を使って，あるいはここ（この場）でお支払いください．このディスプレイにあなたの番号が出ましたら，自動支払い装置を使って料金をお支払いできます）．
＊今日は，どのくらい預貯金をお支払いできますか？この誓約書にご記入してください．

(Patient) Okay. Since I can't use this machine, can you please help me. Can you itemize the service fees?

（患者） はい．わかりました．でも私はこの装置を使えませんので，手助けしてください．診療の明細を教えていただけませんか？

(Clerk E) Yes. Let's go to the machine. I can help you. And I will also explain your consultation fees.

（事務職員 E） はい，では装置のところへ行きましょう．お手伝いいたします．あなたの診療費についてもご説明いたします．

English conversation

• • • 4 • • •

(Clerk E) This is the receipt of payment and this is your prescription slip. Please take this prescription slip to a pharmacy (near this hospital) and pick up your medicine. Please pay for the medicine at the pharmacy. Medicine fees are not included in this hospital bill.

(事務職員 E) これが支払いの受領書です．そしてこれが，処方箋です．これを（病院近くの）薬局にお持ちになってお薬をもらってください．お薬代は，薬局でお支払いください．お薬代は，当院の請求書には含まれておりません．

(Patient) Okay. I will do that.
(患者) はい．わかりました．

• • • 5 • • •

(Clerk E) Did you make another appointment to see the doctor?
(事務職員 E) 次回の診察の予約を取りましたか？

• • • 6 • • •

(Patient) No. I don't know it exactly.
(患者) いいえ，はっきりはわかりません．

Chapter 5

(Clerk E)　　I will check it. Please wait a couple of minutes. Let me see… Your next appointment is August 1st, isn't it?

（事務職員 E）　では，調べてみましょう．少しお待ちください．ええ…と．次回の予約日は，8月1日ですね．よろしいですか？

(Patient)　　Yes. Okay! I would like to see the doctor in the late morning.

（患者）　　はい．わかりました．午前遅くに診察に来たいです．

(Clerk E)　　In that case, we will see you in the late morning, at 11:00 AM, on August 1st. Please take care of your health (Take care of yourself).

（事務職員 E）　では，8月1日の午前遅く，11時にお会いしましょう．お大事になさってください．

(Patient)　　Thank you very much. Bye-bye…
（患者）　　ありがとう．バイバイ…

English conversation

表5　PATIENT REGISTRATION FORM

Date: _____ / _____ / _____

Name		Sex	☐Male	☐Female
Date of birth	/ / (YYYY/MM/DD)	Age		
Address in Japan				
Address in home country				

Phone No. (Home):		Cell Phone:	
Phone for emergency:		Occupation:	
Nationality:			
Language:			

Type of health insurance: _____

· Japanese health insurance:　　☐ public　　　　☐ private

· Overseas health insurance:　_____

　　　Please present your insurance certificate.

☐　Uninsured

Medical departments you would like to visit:

☐Internal Medicine　(Cardiology, Gastroenterology, Respiratory Medicine, Neurology, etc.)

☐Surgery	☐Otorhinolaryngology	☐Chest surgery	☐Orthopedics
☐Dermatology	☐Cardiovascular Surgery	☐Gynecology	☐Urology
☐Pediatrics	☐Ophthalmology	☐Neurosurgery	☐Oral surgery

IKEGAMI GENERAL HOSPITAL

Chapter 5

表6 Medical Questionnaire (Internal Medicine)

Name: _____   Age: _____

1. What symptoms do you have?

☐ Fever   ☐ Lack of energy(general malaise)   ☐ Sore throat

☐ High blood pressure   ☐ Palpitation   ☐ Cough

☐ Shortness of breath   ☐ Asthma   ☐ Loss of appetite

☐ Sputum /Bloody sputum   ☐ Chest pain   ☐ Back pain

☐ Stomachache   ☐ Chest discomfort

☐ Vomiting   ☐ Diarrhea   ☐ Constipation

☐ Nausea   ☐ Abdominal pain

☐ Weight loss   ☐ Headache   ☐ Dizziness

☐ Numbness/tingling   Hand (right / left /both)   Leg (right/ left / both)   Face (right / left)

☐ Reexamination

    (Doctor:)

☐ Others (   )

2. Are you now under the care of a physician?

☐ No   ☐ Yes   (   )

3. Are you allergic or have you reacted adversely to any drug or medicine?

☐ No   ☐ Yes   (   )

4. Are you currently taking any medications?

☐ No   ☐ Yes   (   )

5. (Women only) Are you pregnant?

☐ No   ☐ Yes

                                          IKEGAMI GENERAL HOSPITAL

English conversation

表7 Medical Questionnaire (Surgery)

Name: _____   Age: _____

1. What symptoms do you have?

2. When did the symptoms start?

3. Are you currently attending any doctors with this symptom?

☐ No   ☐ Yes   ( )

4. Are you currently taking any medications?

☐ No   ☐ Yes   ( )

5. (Women only)   Are you pregnant?

☐ No   ☐ Yes

IKEGAMI GENERAL HOSPITAL

Chapter 5

表8 **Medical Questionnaire   (Dentistry/Oral surgery)**

Date: _____/_____/_____

Name		Sex	□Male □Female
Height and weight	cm kg	Age	
Occupation			

1. What symptoms do you have?

□   Pain   □   Swelling (face / inside of month)

□   Bleeding or Pus   □

□   Irritation

□   Tooth extraction

2. When did the symptoms start?

       Since approximately: (year/   month/   day)

3. Are you taking any treatment for this symptom?

□ No   □ Yes

4.   Have you previously had any of the diseases listed below?

□Heart disease   □High blood pressure   □Anemia

□Diabetes   □Rheumatism   □Liver disease

□Gastric ulcer   □Kidney disease   □Sinusitis

□Asthma   □broken bones (fracture)   □Others (   )

5. Are you currently taking medication?

□ No   □ Yes   (   )

6. Have you ever had abnormal bleeding associated with previous extractions, surgery or trauma?

□ No   □ Yes

7. (Women only)Are you pregnant?

□ No   □ Yes

8. Do you smoke?

□ Yes   Current amount/ _____ cigarettes/day   : Duration _____ years

□ No, but I used to.   No smoking duration_____ year

□ No

9. Do you drink?

□ No

□ Yes   Beer   / Japanese sake/whisky / others   _____ml/day

10. (Women only)   Are you pregnant?   □ No   □Yes   months pregnant

11. Have you ever had your tooth out?

□ No   □ Yes   (   )

12. Did you have any problems related to tooth extraction?

□ No   □ Yes

IKEGAMI GENERAL HOSPITAL

医療スタッフのための
マナーなるほどブック   ©

発　行　2018 年 3 月 15 日　1 版 1 刷

著　者　富野康日己

発行者　株式会社　中外医学社
　　　　代表取締役　青木　　滋

　　　　〒 162-0805　東京都新宿区矢来町 62
　　　　電　話　　　(03) 3268-2701 (代)
　　　　振替口座　　00190-1-98814 番

組版 /(株)月・姫　　　　　　　　＜TO・MU＞
イラストレーション / あらいぴろよ
印刷・製本 / 横山印刷(株)　　　　Printed in Japan
ISBN978-4-498-04856-0

JCOPY　＜(社)出版者著作権管理機構 委託出版物＞

本書の無断複写は著作権法上での例外を除き禁じられています.
複写される場合は, そのつど事前に, (社)出版者著作権管理機構
(電話 03-3513-6969, FAX 03-3513-6979, e-mail: info@jcopy.
or. jp) の許諾を得てください.